ENVELHECIMENTO PRECOCE COM O USO DE ANTIRRETROVIRAIS

CARLOS NEHER

DEDICATÓRIA

Dedico esta obra para meus pais, pois sem eles eu não teria chegado aonde cheguei. Foram problema e solução, foram dores e alegrias, foram cobrança e discernimento, foram para mim, mesmo na minha falta de compreensão o que me levou a ignorância em minhas ações e da ignorância pude passar a todo um processo de iluminação pela dor. Hoje entendo e os admiro pelo que contribuíram para comigo.

CONTEÚDO

AGRADECIMENTOS

Agradeço as Energias do Universo que me propiciaram sair dos limites e me permitiram evoluir...

1 INTRODUÇÃO A OBRA

O envelhecimento precoce com o uso de medicamentos antirretrovirais é uma realidade provada já pela ciência.

Esta obra traz as últimas pesquisas relativas ao tema e suas nuances bem como a medicina está modificando o tratamento com portadores de HIV que estão em idade mais avançada e já tomam o coquetel há muitos anos.

Espero sinceramente que esta obra venha a lhe ajudar a tomar os cuidados necessários para você que tem a doença e se trata com antirretrovirais e também para você que busca em apenas um livro todos os assuntos correlacionados.

2 ANTIRRETROVIRAIS

Os antirretrovirais (ARV)

São fármacos usados para o tratamento de infecções

por retrovírus, principalmente o HIV. A terapia altamente eficaz com antirretrovirais é conhecida como TARV.

Entre as principais causas de não adesão o esquecimento, as mudanças na rotina diária, o número excessivo de comprimidos e os efeitos colaterais causados pelos antirretrovirais. Porém algumas pessoas se recusam a tomar os medicamentos porque a medicação traz lembranças do HIV, por não aceitarem tomar as medicações por um longo período, por estarem sem sintomas físicos da doença (antes do CD4 cair a menos de 350) e por estarem com depressão maior. Caso os medicamentos causem efeitos colaterais é possível escolher versões mais modernas até encontrar uma opção que agrade o paciente e seja eficaz para manter a quantidade de vírus indetectável (menos de 40 cópias).

Caso a pessoa descubra ser portadora de HIV antes de desenvolver AIDS é possível nunca apresentar nenhum sintoma e fazer um tratamento sem efeitos colaterais por tempo indeterminado.

3 DISTRIBUIÇÃO GRATUITA NO BRASIL

O Brasil foi o primeiro país em desenvolvimento a distribuir gratuitamente os antirretrovirais para os portadores de HIV do país. Desde 1988, o Sistema Único de Saúde (SUS) tem distribuído medicamentos para o tratamento de infecções oportunistas. Em 1991, iniciou-se a distribuição do antirretroviral zidovudina. Em 1996, a Lei nº 9.3135 estabeleceu a oferta universal e gratuita de ARV aos portadores do HIV e pessoas com Aids que preenchem os critérios estabelecidos no documento de consenso terapêutico em HIV/Aids do Ministério da Saúde (MS).

Recomenda-se tratamento para indivíduos assintomáticos com contagem de linfócitos T CD4+ abaixo de 350 células/mm^3 e pessoas sintomáticas, independentemente dos parâmetros imunológicos.

A distribuição é feita a partir de hospitais credenciados nos principais centros urbanos de todo país de acordo com as prescrições do médico que atende o paciente.

Em 2010, estimava-se que houvesse 600 mil pessoas infectadas pelo vírus HIV no Brasil, dos quais cerca de 180.000 requisitavam os medicamentos contra Aids nos hospitais credenciados. São oferecidas no país quatro classes terapêuticas de ARV: inibidor da transcriptase reversatídeo (ITRN); inibidor da transcriptase reversa não análogo de nucleosídeo (ITRNN); inibidor da protease (IP) e inibidor de fusão. A partir de 2008, um novo inibidor da protease foi incluído, e o Ministério da Saúde passou a distribuir 18 medicamentos antirretrovirais através do SUS, sendo que oito são produzidos no país e dez são importados.

4 MEDICAMENTOS

Fármacos atualmente utilizados na terapia antirretroviral (TARV) combinada com seu mecanismo de ação e principais efeitos adversos.

Classe	Nome genérico	Mecanismo de ação	Efeitos adversos
Inibidores da Transcriptase Reversa Análogos de Nucleosídeos (ITRN)	Abacavir (ABC), Didanosina (ddI), Lamivudina (3TC), Zidovudina (AZT) e Tenofovir (TDF)	Impedem a infecção das células, pois atuam sobre a transcriptase reversa, impedindo que o RNA viral se transforme em DNA complementar	Toxicidade mitocondrial, toxicidade hepática, lipoatrofia, anemia, miopatia, neuropatia periférica, pancreatite
Inibidores da Transcriptase Reversa Não-Análogos de Nucleosídeos (ITRNN)	Efavirenz (EFZ), Nevirapina (NVP), Etravirina (ETR)	Também atuam sobre a transcriptase reversa impedindo que o RNA viral se transforme em DNA complementar	Elevação das enzimas hepáticas, dislipidemia, exantema e síndrome de Stevens-Johnson
Inibidores de Protease (IP)(Inibidores da Maturação)	Fosamprenavir (FAPV), Atazanavir (ATV), Darunavir (DRV), Lopinavir (LPV), Nelfinavir (NPV), Ritonavir (RTV), Saquinavir (SQV), Tipranavir (TPV)	Atuam impedindo a clivagem da protease do polipeptídeo precursor viral e bloqueia a maturação do vírus	Toxicidade metabólica, lipodistrofia, dislipidemia, hiperglicemia, resistência à insulina, diabetes, intolerância gastrointestinal, toxicidade hepática
Inibidores da entrada do HIV e Inibidor da fusão	Enfuvirtida (T-20)	Impedem a entrada do material genético viral pela sua ação no mesmo local da entrada do HIV na célula que expressa receptor CD4	Reações de Hipersensibilidade, principalmente local, ou, mais raramente sistêmica

5 MEDICAMENTOS ANTI HIV

ESTA É UMA ATUALIZAÇÃO DA PÁGINA DO MINISTÉRIO DA SAÚDE SOBRE O ASSUNTO

Quais são os antirretrovirais

Os medicamentos antirretrovirais surgiram na década de 1980, para impedir a multiplicação do vírus no organismo. Eles não matam o HIV, vírus causador da aids, mas ajudam a evitar o enfraquecimento do sistema imunológico. Por isso, seu uso é fundamental para aumentar o tempo e a qualidade de vida de quem tem aids.

Desde 1996, o Brasil distribui gratuitamente pelo SUS (Sistema Único de Saúde) o coquetel antiaids para todos que necessitam do tratamento. Segundo dados de dezembro de 2013, 353 mil pessoas recebem regularmente os remédios para tratar a doença, sendo que o Ministério da Saúde estima que cerca de 797 mil pessoas vivam com HIV/Aids no Brasil. Atualmente, existem 22 medicamentos divididos em seis tipos.

Os medicamentos Estavudina (D4T) e Indinavir (IDV) deixaram de ser distribuídos pela rede pública de saúde devido aos seus efeitos tóxicos.

O Ministério da Saúde iniciou em 2014 a oferta da dose tripla combinada, o chamado três em um, dos medicamentos Tenofovir (300mg), Lamivudina (300mg) e Efavirenz (600mg).

1 - Inibidores Nucleosídeos da Transcriptase Reversa

Essa classe de medicamentos atua sobre a enzima transcriptase reversa, tornando defeituosa a cadeia de DNA que o vírus

HIV cria dentro das células de defesa do organismo. Essa ação impede que o vírus se reproduza.

Inibidores Nucleosídeos da Transcriptase Reversa

Abacavir (ABC)

Didanosina (ddI)

Lamivudina (3TC)

Tenofovir (TDF)

Zidovudina (AZT)

2 - Inibidores Não Nucleosídeos da Transcriptase Reversa

Essa classe de medicamentos também atua sobre a enzima transcriptase reversa, bloqueando diretamente sua ação e a multiplicação do vírus.

Inibidores Não Nucleosídeos da Transcriptase Reversa

Efavirenz (EFZ)

Nevirapina (NVP)

Etravirina (ETR)

3 - Inibidores de Protease

Medicamentos que atuam na enzima protease, bloqueando sua ação e impedindo a produção de novas cópias de células infectadas com HIV.

Inibidores de Protease

Atazanavir (ATV)

Darunavir (DRV)

Fosamprenavir (FPV)

Lopinavir (LPV)

Nelfinavir (NFV)

Ritonavir (RTV)

Saquinavir (SQV)

Tipranavir (TPV)

4 - Inibidores de fusão

Medicamentos que impedem a entrada do vírus HIV nas células de defesa do organismo, impedindo a sua reprodução.

Inibidores de fusão

Enfuvirtida (T20)

5 - Inibidores da Integrase

Medicamentos que bloqueiam a atividade da enzima integrase, responsável pela inserção do DNA do HIV ao DNA humano (código genético da célula). Assim, inibe a replicação do vírus e sua capacidade de infectar novas células.

Inibidores da Integrase

Dolutegravir (DTG) - Distribuído na Rede Pública a partir de Março/17

Raltegravir (RAL)

6 - Inibidores de Entrada

Nova classe de medicamentos que impedem a entrada do vírus HIV nas células de defesa do organismo, impedindo a sua reprodução. No caso específico do Maraviroc, sua atuação se baseia no bloqueio dos receptores CCR5 (proteína localizada na superfície dos macrófagos - células do sistema imunológico) impedindo a entrada do HIV e a infecção destas células.

Inibidores de Entrada

Maraviroc (MRV)

Apresentações em combinação

Combinações de medicamentos

Lamivudina + Zidovudina (3TC + AZT) combinados

Lamivudina + Tenofovir + Efavirenz (3TC + TDF + EFZ) combinados

Para combater o HIV é necessário utilizar pelo menos três antirretrovirais combinados, sendo dois medicamentos de classes diferentes, que poderão ser combinados em um só comprimido. O tratamento é complexo, necessita de acompanhamento médico para avaliar as adaptações do organismo ao tratamento, seus efeitos colaterais e as possíveis dificuldades em seguir corretamente as recomendações médicas, ou seja aderir ao tratamento . Por isso, é fundamental manter o diálogo com os profissionais de saúde, compreender todo o esquema de tratamento e nunca ficar com dúvidas.

Apesar dos benefícios já comprovados dos medicamentos antirretrovirais, o tratamento não é indicado a todas as pessoas que vivem com HIV. Os remédios aumentam o tempo e a qualidade de vida de quem segue o tratamento corretamente. Mas podem causar alguns efeitos colaterais que, em alguns casos, não compensam os ganhos com a terapia.

Depois da indicação do médico e com a receita em mãos, o soropositivo deve retirar os remédios em uma Unidade Dispensadora de Medicamentos (UDM). Geralmente, essa distribuição é feita nos próprios Serviços de Assistência Especializada (SAE), onde ocorrem as consultas. A equipe de atendimento sabe informar a localização da UDM mais próxima.

O paciente não pode pegar os medicamentos, sem ser orientado sobre:

Nome genérico, forma farmacêutica (comprimido, cápsula, solução injetável, solução oral, suspensão), características físicas que diferenciam os remédios (cor, formato, tamanho);

Função de cada substância;

Forma de transporte e conservação;

Uso adequado;

Quantidade de medicamentos e quanto tempo irão durar;

Possíveis efeitos colaterais;

Outros cuidados necessários.

Em caso de alguma dúvida, deve-se perguntar novamente. O paciente não deve ter dúvida alguma sobre os medicamentos.

Forma de transporte e conservação

Temperatura, umidade e luminosidade interferem na qualidade, e estabilidade dos medicamentos. Frascos não devem ser substituídos por outros diferentes dos originais para evitar contaminações e preservar a eficácia da substância. Não é recomendado retirar os rótulos dos frascos. Assim, evita-se confusão e troca no consumo.

Modo de utilização

Cada medicamento possui uma forma diferente de preparo e consumo. Para o sucesso do tratamento, é fundamental seguir corretamente as recomendações médicas, respeitando-se os horários. O consumo de álcool, drogas e outros medicamentos podem prejudicar o tratamento e até fazer o paciente passar mal. Por isso, esclareça todas as suas dúvidas com o médico e o farmacêutico.

Quantidade de medicamentos

Interromper, abandonar ou não tomar corretamente os medicamentos prejudica o tratamento. Atitudes como essa podem causar resistência do vírus ao princípio ativo do remédio. Com isso, as opções de combinações de medicamentos diminuem, interferindo na sobrevida do soropositivo. Em caso de esquecimento ou perda de doses, o paciente deve entrar em contato com o médico ou o farmacêutico responsável o quanto antes.

Efeitos colaterais

Os antirretrovirais podem causar efeitos colaterais indesejáveis. O médico e o farmacêutico devem ser informados da existência desses efeitos e o soropositivo precisa de uma orientação sobre o que fazer.

Outros cuidados:

Sempre lavar as mãos antes de manipular e tomar medicamentos;

Observar toda mudança no corpo e qualquer efeito relacionados ao uso do medicamento, relatando-os ao médico e farmacêutico;

Não indicar o uso nem dar sobras de medicamentos a outras pessoas. É preciso devolver o medicamento que não for mais necessário;

Em caso de vômito, entrar em contato com o médico e farmacêutico;

Não tomar qualquer medicamento sem prescrição médica.

Fonte: Ministério da Saúde | Departamento de DST, Aids e Hepatites Virais

6 NOVOS DESAFIOS

Envelhecimento dos soropositivos é o novo desafio da luta contra o HIV

A entrada dos portadores do vírus na terceira idade indica que este grupo é mais vulnerável a outras doenças não associadas à Aids, como problemas cardiovasculares

A luta contra o vírus HIV entrou em uma nova era: o envelhecimento das pessoas soropositivas.

A comunidade médica conseguiu diminuir a mortalidade e tornar crônica a situação dos pacientes soropositivos reduzindo ao mínimo sua carga viral para evitar que desenvolvam Aids e infecções oportunistas ligadas a essa doença. Os tratamentos antirretrovirais conseguiram controlar o vírus e aumentar a esperança de vida da população com HIV. No entanto, esse grande avanço, impensável há 30 anos, revelou novos desafios para a comunidade científica: a entrada do HIV na terceira idade revelou que este grupo é mais vulnerável a outras doenças não associadas à Aids, como problemas cardiovasculares, insuficiência hepática ou renal e tumores, entre outras.

Os infectologistas que atendem pessoas com HIV foram mudando junto com as necessidades do paciente. "O infectologista do HIV é peculiar. Mudamos nossa forma de atender o paciente, de infectologistas para infectologistas focados na atenção primária e agora caminhamos para abordagem mais de geriatras", explica o doutor Hernando Knobel, chefe clínico de medicina interna e doenças infecciosas do hospital do Mar de Barcelona. O centro acaba de ganhar uma bolsa Gilead para validar um teste que calcula o risco cardiovascular em pessoas com HIV. "Existe a hipótese de que o HIV gere mais risco cardiovascular, mas temos de ver em que medida, porque também influem fatores genéticos, hábitos de vida...", afirma o pesquisador.

Segundo os dados de uma meta-análise de 2012 coletados pela Fundación Gaspar Casal em um relatório, as pessoas soropositivas têm 60% mais risco de sofrer um infarto agudo do miocárdio, angina estável ou instável ou íctus do que indivíduos não infectados. "O evento cardiovascular é multifatorial. O fato de se ter HIV não te vacina de outros fatores de risco, como o fumo [a prevalência de consumo de tabaco também é maior na população com HIV], a hipertensão, o sedentarismo. Se a pessoa controla tudo isso, certamente o aumento do risco de HIV será menor", pondera Knobel (Buenos Aires, 1955). Sob a coordenação do doutor Jaume Marrugat, médico do serviço, o hospital quer "ajustar a influência do HIV" dentro desse teste, que já foi validado na população sem HIV.

Knobel afirma que a prioridade dos clínicos continua sendo controlar a carga viral do paciente. "Felizmente, a maioria das pessoas aceita bem o tratamento e não tem Aids. De fato, se seguem a recomendação médica e cumprem o tratamento, a esperança de vida é praticamente igual à da população sem HIV", diz. A Organização Mundial de Saúde (OMS) propôs o objetivo 90-90-90, que significa detectar 90% dos afetados, tratar 90% das pessoas diagnosticadas e reduzir ao mínimo a

"Vemos maior comorbidade associada ao envelhecimento. Não está claro se esses pacientes envelhecem mais rápido ou com mais potência, há muita controvérsia. Mas nos preocupa muito a infecção associada à hepatite C, as hepatopatias crônicas, os problemas cardiovasculares e neurocognitivos e também o surgimento do câncer, e por isso será necessária mais prevenção e diagnóstico precoce", afirma. A Fundação Gaspar Casal coletou dados de vários estudos que testemunham que mais de 40% das pessoas com HIV têm a função renal alterada e 73% apresentam um risco moderado ou alto de progressão à doença renal crônica.

O excesso de câncer na população com HIV, diz o estudo, é "considerável", devido à imunossupressão, a frequente coinfecção com vírus oncogênicos e comportamentos de risco como fumar". Os mais comuns são os linfomas não Hodgkin, sarcoma de Kaposi e câncer de pulmão.

O médico afirma que para enfrentar essa nova realidade das comorbidades do paciente com HIV será necessário muito conhecimento, por exemplo, na administração do tratamento. "É preciso ter cuidado porque pode haver problemas se o médico de cabeceira acrescenta um tratamento a um paciente e não leva em conta possíveis interações com antirretrovirais", argumenta.

Além disso, acrescenta, está ocorrendo uma reviravolta na atenção aos pacientes. "A fragilidade, que é o envelhecimento biológico, não cronológico, chega antes para pacientes com HIV", avisa o médico. Os especialistas entendem a fragilidade como resultado da acumulação de déficits em diferentes sistemas fisiológicos, que torna o paciente mais vulnerável a fatores adversos, como quedas, alucinações ou incapacitação, entre outros. "O manejo da fragilidade e essa situação sempre em mudança do HIV é o novo desafio: é preciso melhorar o atendimento e adaptar-se à realidade de cada paciente. Temos de mudar nossa forma de atendê-los, porque estamos muito acostumados a tratá-los e é preciso tentar prevenir", afirma o pesquisador.

7 TUMORES EM PESSOAS COM HIV

Um estudo do hospital de Alava apresentado ontem, dia 30 de novembro, no congresso de Gesida (o grupo de estudos da Aids da Sociedade Espanhola de Doenças Infecciosas e Microbiologia Clínica) comprovou que as pessoas com HIV sofrem duas vezes mais de tumores do que de doenças cardiovasculares. "Os tumores, por sua frequência, sua tendência crescente e seu potencial mortal, nos preocupam mais agora. O câncer de pulmão é o que mais aumentou, inclusive em não fumantes, onde a incidência é maior do que a esperada", afirma o doutor Esteban Martínez, vice-presidente da Gesida.

O estudo demonstra também que a mortalidade é maior em função de tumores do que de acidentes cardiovasculares. No acompanhamento aos pacientes durante 15 anos, faleceram 40% dos pacientes com tumores, enquanto que dos pacientes com problemas cardiovasculares morreram 23%. "Os pacientes com HIV não morrem pelo HIV nem desenvolvem a Aids, mas, paradoxalmente, essa mudança favorável os faz contrair outras doenças", reflete o médico.

8 ENVELHECIMENTO PRECOCE

Primeira geração com HIV enfrenta envelhecimento precoce
Corpo de pessoa com vírus funciona como o de alguém com 15 anos a mais

PASSADOS 30 ANOS DA DESCOBERTA DO VÍRUS HIV, CAUSADOR DA AIDS, A PRIMEIRA PERGUNTA QUE MUITOS PACIENTES AINDA FAZEM LOGO APÓS RECEBER O DIAGNÓSTICO DE QUE SÃO SOROPOSITIVOS É: QUANTO TEMPO EU TENHO DE

VIDA? O INFECTOLOGISTA ALEXANDRE NAIME BARBOSA TEM A RESPOSTA NA PONTA DA LÍNGUA: "O MESMO TEMPO QUE QUALQUER OUTRA PESSOA DA SUA IDADE".

O ADVENTO DA TERAPIA ANTIRRETROVIRAL CONSEGUIU CONTROLAR A PRINCIPAL CAUSA DE MORTE DURANTE O INÍCIO DA EPIDEMIA: AS DOENÇAS OPORTUNISTAS, QUE SURGIAM DEPOIS QUE O VÍRUS, EM MULTIPLICAÇÃO ALUCINADA, ANIQUILAVA AS DEFESAS DO ORGANISMO. HOJE, OS PACIENTES VIVEM MAIS. NO ENTANTO, SABE-SE QUE ELES ENVELHECEM MAIS RAPIDAMENTE.

As drogas antirretrovirais conseguiram diminuir a replicação do vírus a ponto de a carga viral, nas pessoas que tomam o remédio rigorosamente, ficar indetectável no sangue. Algumas partes do corpo, porém, funcionam como reservatórios do vírus. É o caso, por exemplo, dos sistemas nervoso e linfático, locais em que o vírus fica fora do alcance das drogas e continua se replicando lentamente.

Nos últimos anos, vários estudos em todo o mundo vêm mostrando que o corpo de uma pessoa que vive por muitos anos com o HIV acaba funcionando como o de alguém que tem, em média, 15 anos a mais. As comorbidades mais comuns são as doenças cardiovasculares, como infarto e AVC (acidente vascular cerebral). Em seguida, vêm os vários tipos de cânceres, como o de próstata, mama e colo de útero. Também são comuns perda de massa óssea, diabetes e distúrbios neurocognitivos, como demência precoce.

A orientação de Ricardo Diaz, infectologista da Universidade Federal de São Paulo (Unifesp), é para que pacientes soropositivos realizem exames periódicos para tentar lidar preventivamente com tais doenças. "Mulheres com o HIV devem fazer o exame de papanicolau e mamografia a cada seis meses, por exemplo. Recomendamos ainda que todos sempre tomem vacinas", afirma. Com esses cuidados, diz, mesmo com uma incidência maior de outros problemas de saúde, não há impacto na expectativa de vida. "A mortalidade é praticamente igual a de quem não tem HIV. Só é preciso ter mais cuidados", afirma.

9 COMO ACONTECE O ENVELHECIMENTO

Como o HIV provoca o envelhecimento precoce?

O efeito inflamatório do vírus HIV pode fazer com que soropositivos apresentem males relacionados ao envelhecimento bem mais cedo, mas esse efeito pode ser reduzido com medicação.

Traduzido do artigo de Dennis Sifris e James Myhre para o site *VeryWell.com*

A infecção pelo HIV é caracterizada pela ativação imunológica em longo prazo: o corpo responde à presença do vírus produzindo anticorpos defensivos e proteínas pró-inflamatórias. A ativação imunológica aumentada e a inflamação crônica e persistente associada ao são consideradas fatores preponderantes no processo de envelhecimento, o que resulta em fragilidade prematura e doenças relacionadas ao envelhecimento. Esse processo acelerado é muitas vezes chamado de *senescência prematura*.

Como se define o envelhecimento e o envelhecimento prematuro?

A senescência prematura é definida como o envelhecimento biológico de um indivíduo ou organismo num momento bastante antecipado ao que se espera ou ao que ocorre com a população em geral.

Resumidamente, o envelhecimento se caracteriza pela redução da capacidade do corpo de enfrentar dificuldades, o que faz com que seja mais difícil manter o equilíbrio biológico, ao mesmo tempo que aumenta o risco de doenças associadas ao envelhecimento como o mal de Alzheimer ou problemas metabólicos ósseos. A senescência prematura indica que o corpo está envelhecendo bem antes do que o esperado, e geralmente pode ser associada a um ou vários agentes ou eventos causais.

O envelhecimento normal está associado a inflamações crônicas e de baixo nível, que atuam na desaceleração do crescimento celular, e na perda gradual das funções dos tecidos. Os mecanismos do envelhecimento são considerados em sua maior parte inevitáveis, apesar de que fatores genéticos, ambientais e relacionados à idade podem determinar a vulnerabilidade de um indivíduo ao envelhecimento e à morte.

A senescência prematura está associada a uma inflamação crônica em nível maior do que o vivenciado pela média dos indivíduos saudáveis. Esse nível elevado de inflamação persistente pode causar danos cumulativos em níveis celulares e moleculares, submetendo as células a estresses oxidativos, o que faz com que sejam menos capazes de desintoxicar o corpo ou reparar danos.

A inflamação pode causar danos diretos aos genes, a ponto de alterar o código genético de células – o que muitas vezes resulta em morte celular ou no desenvolvimento de mutações cancerígenas. Com o tempo, as células afetadas param de dividir-se completamente, e o corpo como um todo literalmente envelhece.

A senescência prematura pode ser causada por certas infecções, por fatores comportamentais como o tabagismo ou obesidade, ou por fatores ambientais como poluição e radiação.

Senescência prematura relacionada à infecção pelo HIV

Pessoas com HIV hoje têm a expectativa de viverem vidas com duração normal ou próximas do normal, dado que se inicie o tratamento antirretroviral em tempo. Com isso, atenção cada vez maior é dada às várias doenças não relacionadas ao HIV que podem afetar muitas dessas conquistas. Na maioria dos países avançados, na verdade, as doenças associadas à supressão imunológica – as famosas infecções oportunistas – não são mais as principais causas de morte de pessoas com HIV.

Hoje, cânceres não-relacionados à AIDS são considerados a principal causa de morte para pessoas infectadas pelo HIV em pessoas da América do Norte e da Europa. A maioria dessas pessoas recebem o diagnóstico de 10 a 15 anos antes da média das pessoas que não têm HIV. Do mesmo modo, os prejuízos cognitivos associados ao envelhecimento são conferidos em pessoas com HIV numa idade mediana de 46 anos, enquanto a idade mediana de infartos do miocárdio (ataques cardíacos) é de meros 49 anos – sete a dezesseis anos mais cedo do que homens e mulheres não-infectados pelo vírus.

Quando o HIV está bem controlado por meio de terapias antirretrovirais, as pessoas infectadas pelo HIV ainda estão propensas ao aparecimento prematuro de doenças associadas ao envelhecimento, apesar de isso acontecer em taxas significativamente menores.

Considera-se que pacientes que iniciam cedo o tratamento antirretroviral e mantêm níveis altos de CD4 vivem sob pressões menores das inflamações crônicas que aquelas que começam o tratamento mais tarde, e considera-se que pacientes com controle viral prolongado são menos vulneráveis a comorbidades relacionadas à idade que indivíduos que não fazem qualquer tipo de tratamento ou não têm como alcançar a supressão viral.

O diagnóstico e tratamento precoces são, portanto, essenciais para se retardar o envelhecimento precoce que muitas vezes se percebe em pessoas com longo histórico de HIV.

FONTES

Capeau, J. "Premature Aging and Premature Age-Related Comorbidities in HIV-Infected Patients: Facts and Hypotheses." *Clinical Infectious Diseases*. October 31, 2011; doi: 10.1093/cid/cir628.

Baylis, D.; Bartlett, D.; Patel, H.; et al. "Understanding how we age: insights into inflammation." *Longevity & Healthspan.* May 2, 2013; 2(8): doi: 10.1186/2046-2395-2-8.

Hasse, B.; Ledergerber, B.; Egger, M., et al. "Aging and (Non-HIV-associated) Co-morbidity in HIV-positive Persons: The Swiss Cohort Study (SHCS)." 18th Conference on Retroviruses and Opportunistic Infections (CROI). Boston, Massachusetts; February 27-March 2, 2011; abstract 792.

Navia, B.; Harezlak, J.; Schifitto, G.; et al. "A longitudinal study of neurological injury in HIV-infected subjects on stable ART: the HIV Neuroimaging Consortium Cohort Study." 18th Conference on Retroviruses and Opportunistic Infections (CROI). February 27-March 2, 2011; Boston, Massachusetts; abstract 56.

Freiberg, M.; Chang, C.; Kuller, L.; et al. "HIV infection and the risk of acute myocardial infarction." *Journal of the American Medical Association (JAMA) Internal Medicine.* April 22, 2013; 173(8):614-622.

Anand, S.; Islam, S.; Rosengren, A.; et al. "Risk factors for myocardial infarction in women and men: insights from the INTERHEART study." *European Heart Journal.* March 10, 2008; 29(7):932-40.

Lagathu, C.; Eustace, B.; Prot, M; et al. "Some HIV antiretrovirals increase oxidative stress and alter chemokine, cytokine or adiponectin production in human adipocytes and macrophages." *Antiviral Therapy.* 2007;12(4):489-500.

10 ENVELHECIMENTO E HIV/AIDS

...DEVEMOS INDIVIDUALIZAR A TERAPIA INICIAL?

Sandra Wagner Cardoso

Introdução

Entre janeiro de 2005 e junho de 2015, 410.101 casos de AIDS foram registrados no Brasil, numa distribuição que se expandiu para todo o território nacional de acordo com o último boletim epidemiológico do Ministério da Saúde.[1] A média nacional para o registro anual nos últimos cinco anos foi de 40,6 mil casos de AIDS. A maior concentração de casos está na faixa etária entre 25 e 39 anos para ambos os sexos.[1] Ou seja, a maioria das pessoas vivendo com HIV/AIDS (PVHA) estão no ápice de sua capacidade vital e passarão pelo processo de envelhecimento natural no cenário de uma doença crônica. Destaca-se a diminuição da proporção de PVHA com diagnóstico tardio da infecção em todas as faixas etárias, entre janeiro de 2009 e outubro de 2015, e um declínio contínuo, ao longo de todo o período, do diagnóstico tardio na faixa dos 25 a 39 anos.

Infelizmente, porém, nos estratos de idade mais avançada, o atraso no diagnóstico persiste – as maiores proporções de diagnóstico tardio foram observadas entre aqueles com 60 anos e mais. Essa proporção entre idosos chega a ser três vezes maior do que a observada entre os jovens de 18 a 24 anos, em outubro de 2015.

Nos últimos 10 anos, houve aumento na taxa de detecção de

casos de AIDS na faixa dos 60 anos ou mais de idade.[1] Isso significa que precisamos definir medidas específicas de prevenção e enfrentar as particularidades da terapia antirretroviral (TARV) para essa população.

CONTEXTUALIZANDO O ENVELHECIMENTO

O mundo está envelhecendo porque as pessoas estão vivendo mais tempo e morrendo menos. A população mundial está envelhecendo devido ao aumento da expectativa de vida e à diminuição da taxa de mortalidade. Precisamos nos preparar para as diferentes exigências desse processo. É fundamental sabermos se o envelhecimento se dá em boas condições de saúde.

Se os anos adicionais são vividos em boa saúde, a população que está envelhecendo estará associada ao crescimento humano como fonte de contribuição para a sociedade – por exemplo, como força de trabalho até os 70 anos de idade (considerados hoje os "antigos 60").[2]Contrariamente, se as pessoas estiverem envelhecendo com limitações em sua capacidade laboral, isso poderá significar que estarão contribuindo menos, socialmente.

Até o ano de 2025, teremos aproximadamente 2 bilhões de idosos no planeta, a maioria (80%) vivendo nos países em desenvolvimento.[2] No Brasil, estima-se que em 2030 o número de pessoas com 60 anos de idade ou mais ultrapasse os 40 milhões.[3]

Esse é um contexto que deve interessar a cada um de nós como pessoas envelhecendo e como profissionais de saúde.

O acesso à TARV é o mais importante fator associado à sobrevida entre pacientes diagnosticados com infecção pelo HIV após os 50 anos de idade.

O ENVELHECIMENTO NA INFECÇÃO PELO HIV

A partir da disponibilização da TARV combinada, em meados dos anos 1990, a expectativa de vida das PVHA cresceu significativamente. O Centers for Disease Control and Prevention (CDC) considera "idoso" a PVHA com 50 anos de idade ou mais.[4] O aumento da prevalência do HIV em grupos etários mais velhos não foi acompanhado da criação de guias terapêuticos ou recomendações adequadas a essa população, e apenas recentemente esse tópico foi inserido nas pautas de discussão.

O acesso à TARV é o mais importante fator associado à sobrevida entre pacientes diagnosticados com infecção pelo HIV após os 50 anos de idade.[5] A expectativa de vida atual para aqueles iniciando a TARV precocemente pode ser próxima à da população geral.6 Para pessoas não tratadas, o risco de eventos associados ou não ao HIV e o risco de morte são maiores quando comparadas àquelas em uso de ARV apresentando supressão viral.[7-9]

Além do benefício clínico, a TARV está também associada à redução do risco de transmissão do HIV.[10] Assim, o benefício do tratamento suplanta, sem dúvida, seus malefícios; desse modo, hoje está indicado o início da TARV para todas as pessoas diagnosticadas com infecção pelo HIV, no momento de sua identificação, independentemente de idade e sem restrições de contagem de

CD4.[11,12]

No contexto da TARV e do envelhecimento, a presença de morbidades associadas e, consequentemente, a necessidade de múltiplos tratamentos concomitantes constituem os principais desafios.

FISIOPATOLOGIA DO ENVELHECIMENTO NA INFECÇÃO PELO HIV

A velocidade do envelhecimento e a suscetibilidade para morrer jovem dependem de fatores genéticos e são definidas pelo DNA. Fatores ambientais, biológicos e o estilo de vida também influenciam na idade biológica ou fenotípica. A idade cronológica é aquela que mensuramos por anos de vida a partir do nascimento. A senescência é o aumento da idade cronológica de uma população de células, uma definição essencialmente biológica que corresponde à evolução natural.[13]

Todos os cromossomos das células eucariontes apresentam uma estrutura denominada telômero, um marcador de divisão celular cuja função é manter a estabilidade estrutural do cromossomo. Em condições normais de envelhecimento, toda vez que uma célula se replica, os telômeros encurtam até que a célula perca completa ou parcialmente a sua capacidade de divisão, culminando com a doença e a morte. A síntese de telômeros depende da enzima telomerase, uma transcriptase reversa (TR). Essa síntese ocorre ao final da replicação do DNA. Teorias que ajudam a explicar o envelhecimento biológico incluem o estresse oxidativo (lesão oxidativa mitocondrial excede a capacidade de defesa antioxidante) e o encurtamento dos telômeros, com consequente senescência celular, além do acúmulo de pré-lamina A – molécula que participa do processo de maturação, que tem a função de proporcionar um arcabouço para o núcleo celular e cuja anormalidade está associada à síndrome de progeria, caracterizada pela ocorrência de envelhecimento acelerado.[14]

Esses fatores podem ser potencializados ou causados pelo HIV *per si*, pela TARV ou pela associação de ambos.[13] Os inibidores da transcriptase reversa do HIV-1 análogos de nucleosídios (ITRN) causam disfunção mitocondrial, estresse oxidativo e defeitos no DNA mitocondrial, que ocorrem tanto nos eventos não definidores de AIDS quanto no envelhecimento natural. Evidências apontam para o encurtamento dos telômeros associado aos ITRN por meio da inibição da TR da telomerase (TRT), sugerindo que isso contribua para o envelhecimento prematuro no HIV.[15] Inibidores de protease (IP) também podem ter um papel no envelhecimento prematuro, pois estão associados ao acúmulo de pré-lamina A.[14] A figura 1 mostra o complexo de interações envolvendo mecanismos para o envelhecimento na infecção pelo HIV.

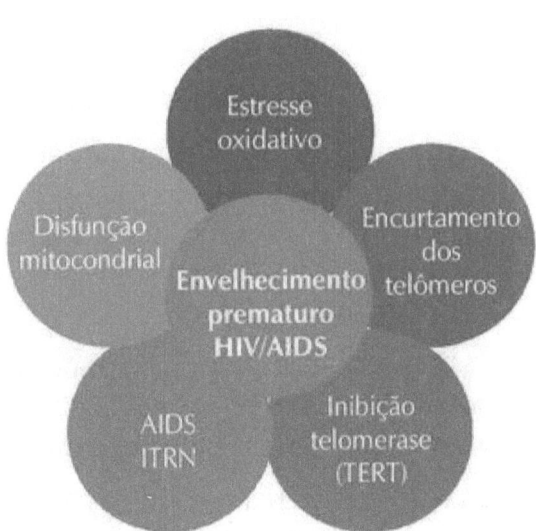

Figura 1 Complexo de interações envolvendo mecanismos para o envelhecimento na infecção pelo HIV. Adaptado de: Torres RA, Lewis W. Aging and HIV/AIDS: pathogenetic role of therapeutic side effects. Lab Invest. 2014;94:120-8.

A semelhança estrutural entre análogos de nucleosídios nativos permite que os ITRN interfiram com a TR do HIV e inibam sua replicação.

Inibidores da transcriptase reversa do HIV-1 análogos de nucleosídios

A semelhança estrutural entre análogos de nucleosídios nativos permite que os ITRN interfiram com a TR do HIV e inibam sua replicação. Apesar de a toxicidade mitocondrial dos ITRN ser reconhecida, seus efeitos de longo prazo, como aqueles vistos em pacientes envelhecendo e tratados por décadas (infarto agudo do miocárdio, insuficiência cardíaca congestiva, insuficiência renal ou hepática, neuropatia, acidose lática e miopatia), ainda são pouco compreendidos e fazem parte do espectro de doença visto em pacientes envelhecendo, independentemente do HIV.[14] Algumas evidências recentes associam a inibição da TRT pelos ITRN trifosfatos, e outras evidências sugerem o encurtamento do telômero como resultado da administração de zidovudina (AZT).[14,16-19]

Inibidores da protease

A lâmina A madura é gerada após vários passos da maturação celular e depois é removida por clivagem proteolítica.[20] Defeitos na lâmina podem resultar de efeito colateral de IP no processo de inibição da protease do HIV. O indinavir e nelfinavir impedem a maturação da pré-lamina A *in vitro* em adipócitos. Eles causam acúmulo de pré-lamina A, como visto no envelhecimento precoce.[21] Não sabemos se podemos extrapolar esses efeitos aos outros IP. Combinações com IP provavelmente contribuem para o envelhecimento por meio de um mecanismo que soma acúmulo de prélamina A com estresse oxidativo.[21,22] Essas observações defendem uma relação até então não previamente reconhecida entre os IP e o desenvolvimento de doenças com a identificação de características de senescência nos tecidos afetados entre pacientes com HIV/AIDS.[21]

Inibidores da integrasse

Apesar da sua crescente utilização, efeitos colaterais dos INI não parecem diretamente envolvidos nos mecanismos de envelhecimento descritos anteriormente[23] – talvez porque apenas recentemente passaram a fazer parte do arsenal terapêutico. Existe evidência para dislipidemia, geralmente aceitável para uso clínico.[23,24]

Uma vez que existe benefício em tratar e todos deverão ser tratados, a TARV não pode ser desvinculada do processo crônico da infecção pelo HIV e, consequentemente, do envelhecimento dessa população.

Estudos que explorem eventos celulares na interseção de doenças ou condições biológicas complexas como o envelhecimento são necessários para se obter dados da natureza de cada condição clínica que relaciona o HIV/AIDS ao envelhecimento.[14] Essas abordagens poderão facilitar a busca por intervenções que minimizem ou anulem esses efeitos e promovam melhor qualidade de vida e saúde.

Estudos que explorem eventos celulares na interseção de doenças ou condições biológicas complexas, são necessários para se obter dados da natureza de cada condição clínica que relaciona o HIV/AIDS ao envelhecimento.

Múltiplas morbidades

A infecção pelo HIV parece aumentar o risco de múltiplas morbidades. Dados sugerem que PVHA, mesmo as adequadamente tratadas e controladas, têm risco cinco vezes maior do que outras doenças crônicas associadas.[25,26] Quanto maior o número de morbidades crônicas associadas, maior o risco de declínio na capacidade funcional.[27,28] O impacto de múltiplas morbidades nas pessoas mais velhas também depende do tipo particular de doenças envolvidas.[26-28]

Considerando a importância desse cenário, a individualização da TARV deve ser pensada para os pacientes mais idosos apresentando múltiplas morbidades, além de uma abordagem multidisciplinar. Essa abordagem deve, minimamente, incluir avaliações metabólicas, pressão arterial, função renal, triagem para depressão e avaliação regular da doença hepática em indivíduos coinfectados por hepatite viral com ultrassom e estadiamento de fibrose.[29] Além disso, talvez sejam necessárias avaliações mais amplas ou mais frequentes no processo de acompanhamento de pacientes com infecção pelo HIV e com 50 anos de idade ou mais, ainda que inicialmente não apresentem morbidades associadas.[30]

Escolha da TARV

Se a tendência atual das recomendações é simplificar a TARV, essa estratégia deve ser considerada ainda mais importante para os pacientes mais idosos com múltiplas morbidades, nos quais se somam medicamentos concomitantes e se sobrepõem toxicidades e maior risco de interações entre drogas. A OMS sugeriu a simplificação, recomendando um número limitado de opções preferenciais e dando prioridade aos ARV com eficácia e tolerabilidade superiores, considerando conveniência, disponibilidade de dose fixa e compatibilidade com tratamento de morbidades comumente associadas, além de potencial para serem utilizados em todas as populações (tabela 1).11 O guia da sociedade europeia (EACS) reduziu suas opções iniciais de 13 para seis, incluindo quatro inibidores de integrase (INI), um ITRNN e um IP reforçado com ritonavir (IP/r); essas alterações foram recomendadas com base nos resultados dos estudos com INI.[29] O protocolo clínico e as diretrizes terapêuticas do Ministério da Saúde do Brasil[12] atualmente recomenda o esquema 3 em 1 como preferencial, e não considera o uso dos INI em primeira linha

Tabela 1	Terapia antirretroviral de primeira linha em adultos – esquemas de preferência e alternativos.
O que usar em primeira linha adultos	Esquema^a,b
Opção preferencial	TDF + XTC^c + EFV_{600}
Opções alternativas	AZT + 3TC + EFV_{600}
	AZT + 3TC + NVP
	TDF + XTC^c + NVP
	TDF + XTC^c + DTG^d (NOVO)
	TDF + XTC^c + EFV_{400}^d (NOVO)

Adaptado de WHO. What's New in HIV Treatment. http://apps.who.int/iris/bitstream/10665/204347/1/WHO_HIV_2015.44_eng.pdf

^a FDC (TDF + 3TC ou FTC) são preferência. ^b d4T: Os países devem interromper seu uso em primeira linha devido às suas reconhecidas toxicidades metabólicas. ^c XTC = 3TC ou FTC. ^d Dados de segurança na gravidez e em pessoas com tuberculose ativa estão ainda pendentes.

como [...] alternativos, como o faz o guia da OMS.

A experiência em escolher e iniciar a TARV para os pacientes se apresentando para o diagnóstico nas faixas etárias acima dos 50-60 anos é provavelmente algo novo para a maioria dos clínicos.

Individualizando a TARV entre pacientes mais velhos

A escolha da TARV deve levar em conta o estilo de vida e a idade do paciente, entre outros fatores. O uso de AZT, muitas vezes considerado opção ao tenofovir (TDF), é sabidamente associado a um maior risco de toxicidade. Pacientes mais idosos podem, por sua vez, apresentar função renal reduzida e menor massa óssea já no início do tratamento.

A experiência em escolher e iniciar a TARV para os pacientes se apresentando para o diagnóstico nas faixas etárias acima dos 50-60 anos é provavelmente algo novo para a maioria dos clínicos. Esses pacientes também tendem a apresentar mais depressão e distúrbios cognitivos.

Para o tratamento inicial, consensos terapêuticos de países desenvolvidos propõem esquemas de primeira linha baseados em INI. A OMS, embora ainda considere como primeira opção a combinação de TDF/lamivudina (3TC) ou emtricitabina (FTC) e efavirenz (EFV) coformulados, sugere o dolutegravir (DTG) como alternativa. No Brasil, os esquemas iniciais são baseados em EFV, prioritariamente.

Qual seria, realmente, o melhor esquema para os indivíduos mais idosos? A terapia de base proposta atualmente é composta de TDF/3TC ou FTC, drogas com melhor perfil para toxicidade mitocondrial. Entretanto, TDF pode ter pior perfil de toxicidade renal e óssea. Resultados recentes de 96 semanas de TARV dos estudos GS 104 e 111 e uma análise *post hoc* com a utilização de tenofovir alafenamida (TAF), em comparação com TDF em pacientes virgens de tratamento, mostraram melhores desfechos com TAF – i.e., menor incidência de doença renal crônica (DRC) e mudanças favoráveis na proteinúria. As taxas de supressão viral foram elevadas em ambos os braços.[31,32] Em pacientes com alto risco para DRC, a incidência geral da doença na semana 96 foi de 0,1% com TAF *vs.* 1,6% com TDF; nenhum dos pacientes interrompeu o tratamento devido à piora da função renal no braço TAF, enquanto 3% interromperam no braço contendo TDF.

A maioria dos estudos avaliando perda óssea com ARV identifica uma estabilização após um período de 2-3 anos; recentemente, o estudo START confirmou esse dado.[33] A recomendação do Department for Health and Human Services (DHHS, Departamento de Saúde e Serviços Humanos dos Estados Unidos) é de que o TDF seja evitado em pacientes com diagnóstico estabelecido de osteoporose.[34] Não existem dados avaliando as opções sem nucleosídios em indivíduos mais velhos. Em estudos prospectivos de pacientes, tanto em terapia inicial como *switch*, reduções de densidade mineral óssea (DMO) foram menores em pacientes que receberam TAF; na verdade, semelhante ao esquemas sem nucleosídios, e há uma melhora na DMO em pessoas que mudaram de esquemas baseados em TDF para os baseados em TAF.[35,36] Com os resultados desses estudos, pode-se esperar que em breve as formulações com TAF substituam as com TDF. Um tempo mais longo de observação pode ser necessário para se estabelecer a segurança do TAF entre pacientes mais velhos e com uso de longo prazo. Na análise *post hoc*, feita de acordo com a distribuição de risco para DRC, a maioria dos pacientes tinha idade ≤ 35 anos, e somente 2%

em cada braço tinha 60 anos ou mais.

Na 15ª Conferência da European AIDS Clinical Society foram apresentados os resultados de 24 semanas do estudo PAD-DLE,[37,38] estudo piloto, aberto, fase IV de braço único avaliando uso da dupla DTG/3TC como terapia inicial em 20 pacientes virgens de tratamento. Todos atingiram carga viral < 50 cópias/mL na semana 24 do tratamento. Essa ainda não é uma estratégia recomendada. Do mesmo modo que a maioria dos estudos clínicos avaliando estratégias de TARV, esse estudo também não incluiu um número significativo de pacientes mais velhos. A média de idade foi de 34 anos, e dados de longo prazo ainda estão sendo aguardados.

Indivíduos mais velhos vivendo com HIV utilizam mais medicamentos para doenças cardiovasculares, agentes gastrointestinais e hormonais do que os mais jovens, perfil semelhante ao observado para a população em geral.[39] Importantes interações envolvem ARV e drogas rotineiramente utilizadas, muitas vezes como automedicação, tais como antiácidos e inibidores de bomba, como omeprazol. Interações importantes ocorrem com corticosteroides fluorados, estatinas e outros agentes hipolipemiantes, anticoagulantes, anti-hipertensivos, alfa-antagonistas usados para distúrbios urinários, antidepressivos e anticonvulsivantes e quimioterápicos, arsenal não incomum entre pacientes idosos.[40] Especial atenção precisa ser tomada no tratamento de coinfecções, como a tuberculose e a hepatite C, nas quais a combinação com certos ARV pode resultar tanto em maior toxicidade quanto em redução da eficácia.

A incidência de desordens cognitivas também aumenta com a idade do paciente, e nesse cenário talvez seja interessante evitar o EFV. Apesar disso, quando não disponíveis outras opções em uma única pílula diária, a coformulação 3 em 1 pode facilitar a vida de pacientes, inclusive os que desenvolvem demência, cenário possível quando estamos tratando de pacientes com HIV e idade avançada.

No cenário das múltiplas morbidades, pode ser mais prudente a escolha de esquemas baseados em INI. Cabe lembrar que, ainda assim, algumas interações precisam ser consideradas.[41] Entre os INI, o DTG tem a vantagem de não precisar do adjuvante farmacológico, ter menor número de interações, ser bem-tolerado e poder ser usado em dose única diária. Os INI, de um modo geral, são vantajosos para mulheres mais velhas em terapia de reposição hormonal.

O uso do abacavir (ABC) permanece discutível, uma vez que parece estar envolvido nos mecanismos moduladores de função plaquetária, e ainda não está claro seu papel no risco cardiovascular.

O protocolo clínico e as diretrizes terapêuticas brasileiros[12] atualmente recomendam o esquema 3 em 1 como preferencial. Esse esquema é adequado à maioria de nossos pacientes iniciando a TARV. O protocolo menciona a importância da avaliação de múltiplas morbidades entre pacientes com 50 anos de idade ou mais e chama a atenção para o risco de toxicidades e interações medicamentosas. Entretanto, nenhuma recomendação especial para TARV em pacientes idosos é sugerida. Certamente, questões individuais no âmbito do envelhecimento e das múltiplas morbidades precisam ainda ser discutidas nesse contexto.

Em resumo, não há um esquema que seja igualmente perfeito para todos os pacientes envelhecendo com HIV ou iniciando TARV em idade mais avançada. Qualquer que seja a escolha final, é fundamental considerar a facilidade de uso (menos comprimidos), o perfil de tolerabilidade e a avaliação muito cuidadosa das interações medicamentosas.

BIBLIOGRAFIA

[1]
Ministério da Saúde. Boletim epidemiológico HIV/AIDS. Ano IV, nº 01. Brasília 2015.
[2]
World Report on Ageing and Health. World Health Organization, 2015.
[3]
Sintese de Indicadores Sociais. Uma análise das condiçoes de vida da populaçao brasileira. Estudos e pesquisas. 2013, nº 32. Disponível em: < http://biblioteca.ibge.gov. br/visuali-

zacao/livros/liv66777.pdf>.

[4]
Aging with HIV: Clinical Considerations for an Emerging Population. Am J Nurs. 2010;110:42-7.

[5]
Is age a negative prognostic indicator in HIV infection or AIDS? Aging (Milano). 1999;11:35-8.

[6]
Life expectancy of HIV-positive adults: a review. Sex Health. 2011;8:526-33.

[7]
Initiation of Antiretroviral Therapy in Early Asymptomatic HIV Infection. N Engl J Med. 2015;373:795-807.

[8]
Effects of early versus delayed initiation of antiretroviral treatment on clinical outcomes of HIV-1 infection: results from the phase 3 HPTN 052 randomised controlled trial.

[9]
Long-Term Mortality in HIV-Infected Individuals 50 Years or Older: A Nationwide, Population-Based Cohort Study. J Acquir Immune Defic Syndr. 2016;71:213-8.

[10]
Antiretroviral therapy for prevention is a combination strategy. Curr HIV/AIDS Rep. 2013;10:152-8.

[11]
Whats New in HIV Treatment..

[12]
Ministério da Saude. Departamento de DST/ AIDS e Hepatites Virais. Protocolo clinico e diretrizes terapeuticas para manejo da infeçao pelo HIV em adultos.

[13]
Effect of age and training on aerobic capacity and body composition of master athletes. J Appl Physiol. 1985;62:725-31.

[14]
Aging and HIV/AIDS: pathogenetic role of therapeutic side effects. Lab Invest. 2014;94:120-8.

[15]
Telomere dysfunction induces metabolic and mitochondrial compromise. Nature. 2011;470:359-65.

[16]
In vitro and ex vivo inhibition of human telomerase by anti-HIV nucleoside reverse transcriptase inhibitors (NRTIs) but not by non-NRTIs. PLoS One. 2012;7:e47505.

[17]
HIV-1 induces telomerase activity in monocyte-derived macrophages, possibly safeguarding one of its reservoirs. J Virol. 2012;86:10327-37.

[18]
Epigenetic regulation of telomerase expression in HIV-1-specific CD8+ T cells. AIDS. 2010;24:1964-6.

[19]
Transplacental effects of 3'-azido-2',3'-dideoxythymidine (AZT): tumorigenicity in mice and genotoxicity in mice and monkeys. J Natl Cancer Inst. 1997;89:1602-8.

[20]
Nuclear lamins, diseases and aging. Curr Opin Cell Biol. 2006;18:335-41.

[21]
Contribution of mitochondrial dysfunction and oxidative stress to cellular premature senescence induced by antiretroviral thymidine analogues. Antivir Ther. 2008;13:27-38.

[22]
Mitochondrial oxidative stress in human hepatoma cells exposed to stavudine. Toxicol Appl Pharmacol. 2004;199:10-19.

[23]
Tolerability of HIV integrase inhibitors. Curr Opin HIV AIDS. 2012;7:422-8.

[24]
The use of HIV-1 integrase inhibitors in antiretroviral naive patients. Curr Opin HIV AIDS. 2012;7:409-14.

[25]
The end of AIDS: HIV infection as a chronic disease. Lancet. 2013;382:1525-33.
[26]
Aging with HIV vs. HIV seroconversion at older age: a diverse population with distinct comorbidity profiles. PLoS One. 2015;10:e0118531.
[27]
Aging with multimorbidity: a systematic review of the literature. Ageing Res Rev. 2011;10:430-9.
[28]
Impact of multimorbidity on disability and quality of life in the Spanish older population. PLoS One. 2014;9:e111498.
[29]
Essentials From the 2015 European AIDS Clinical Society (EACS) Guidelines for the Treatment of Adult HIV-positive Persons. HIV Med. 2016;17:83-8.
[30]
Aging with HIV: a practical review. Braz J Infect Dis. 2013;17:464-79.
[31]
Renal safety of tenofovir alafenamide in patients at high risk of kidney disease. Program and abstracts of the 2016 Conference on Retroviruses and Opportunistic Infections. February 22-25, 2016. Boston, Massachusetts. Abstract 681.
[32]
Tenofovir alafenamide versus tenofovir disoproxil fumarate, coformulated with elvitegravir, cobicistat, and emtricitabine, for initial treatment of HIV-1 infection: two randomised, double-blind, phase 3, non-inferiority trials. Lancet. 2015;385:2606-15.
[33]
Prevalence and risk factors for low bone mineral density in untreated HIV infection: a substudy of the INSIGHT Strategic Timing of AntiRetroviral Treatment (START) trial. HIV Med 2015;16(Suppl S1):137-46.
[34]
Guidelines for the use of antiretroviral agents in HIV-1-infected adults and adolescents. Department of Health and Human Services. Dispon??vel em: .
[35]
48 week study of tenofovir alafenamide (TAF) versus tenofovir disoproxil fumarate (TDF), each in a single tablet regimen (STR) with elvitegravir, cobicistat, and emtricitabine [E/C/F/TAF versus E/C/F/TDF] for initial HIV treatment. Program and abstracts of the 53rd Interscience Conference on Antimicrobial Agents and Chemotherapy (ICAAC). September 10-13, 2013. Denver, Colorado. Abstract H-1464d.
[36]
Switching from a tenofovir disoproxil fumarate (TDF)-based regimen to a tenofovir alafenamide (TAF)-based regimen: data in virologically suppressed adults through 48 weeks of treatment. Program and abstracts of the 8th International AIDS Society (IAS) Conference on HIV Pathogenesis, Treatment and Prevention. July 19-22, 2015. Vancouver, Canada. Session TUAB0102.
[37]
Dolutegravir-lamivudine as initial therapy in HIV-infected, ARV naive patients: first results of the PADDLE trial. 15th European AIDS Conference. October 21-24, 2015. Barcelona. Abstract LBPS4/1.
[38]
gov. Dolutegravir-lamivudine as dual therapy in naive HIV-infected patients: a pilot study (PADDLE). ClinicalTrials.gov identifier NCT02211482.
[39]
Ageing with HIV: medication use and risk for potential drug-drug interactions. J Antimicrob Chemother. 2011;66:2107-11.
[40]
Antiretroviral therapy adherence and drug-drug interactions in the aging HIV population. AIDS 2012;26(Suppl 1):S39-53.

11 CINCO ANOS A MAIS?

HIV faz corpo envelhecer quase cinco anos a mais

Soropositivos seriam mais suscetíveis a doenças relacionadas à idade, alertam cientistas
O Globo

21/04/2016 - 14:30 / Atualizado em 21/04/2016 - 17:44

RIO — Embora grande parte das pessoas com HIV consiga viver por muitas décadas após a infecção — graças à terapia antirretroviral —, o organismo delas costuma mostrar sinais de envelhecimento prematuro, conforme muitos médicos vêm observando ao longo dos anos. Esta constatação é, agora, corroborada por um estudo publicado nesta quinta-feira, dia 21, na revista "Molecular Cell". Os pesquisadores utilizaram um biomarcador de alta precisão para medir o quanto a infecção pelo HIV envelhece as pessoas em nível biológico. E a resposta chama atenção: é uma média de 4,9 anos.

— Os problemas médicos no tratamento de pessoas com HIV mudaram — afirmou Howard Fox, professor no Departamento de Farmacologia e Neurociência Experimental do Centro Médico da Universidade de Nebraska, nos EUA, e um dos autores do estudo. — Não estamos mais tão preocupados com as infecções que podem surgir pelo fato de os pacientes estarem imunocomprometidos. Agora nos preocupamos com as doenças relacionadas ao envelhecimento precoce, como doenças cardiovasculares, disfunção cognitiva e problemas no fígado. Além do envelhecimento precoce causado pela infecção, a pesquisa também revelou que isso se correlaciona com um risco elevado de mortalidade de 19%.

O estudo analisou as mudanças epigenéticas nas células de quem é infectado pelo vírus. Alterações deste tipo afetam o DNA, mas não modificam toda a sequência do DNA. A mudança epigenética específica usada como biomarcador nessa pesquisa foi a metilação, um processo pelo qual pequenos grupos químicos são anexados ao DNA. A metilação do DNA pode afetar o modo pelo qual os genes são traduzidos em proteínas.

— Nos propusemos a olhar para os efeitos da infecção pelo HIV na metilação, e confesso que fiquei surpreso ao encontrarmos um efeito tão significativo sobre o envelhecimento — disse Trey Ideker, professor de genética do Departamento de Medicina da Universidade da Califórnia em San Diego e também autor do estudo.

— Outro aspecto que foi surpreendente foi que não houve diferença entre os padrões de metilação em aquelas pessoas que foram recentemente infectadas [menos de cinco anos] e aquelas com infecção crônica [mais de 12 anos] — acrescentou Howard Fox.

ESTILO DE VIDA SAUDÁVEL REDUZ RISCOS

Os cientistas afirmam que é possível que drogas sejam criadas para atingir os tipos de mudanças epigenéticas observadas no estudo. Mas as implicações mais imediatas, de acordo com eles, são muito mais simples: as pessoas infectadas com o HIV devem estar cientes de que estão num grupo de maior risco de desenvolver doenças relacionadas à idade e trabalhar para diminuir esses riscos, fazendo escolhas mais saudáveis em relação a exercícios físicos, dieta e uso de álcool, tabaco e outras drogas.

Foram envolvidos 137 pacientes no estudo. Segundo os pesquisadores, os indivíduos que foram escolhidos não têm outras condições de saúde que poderiam distorcer os resultados. Como grupo de controle, 44 pessoas que testaram negativo para o HIV também foram incluídas na análise inicial. E um grupo independente de 48 indivíduos, tanto HIV positivos quanto negativos, foi utilizado para confirmar as descobertas.

— O que temos visto em estudos anteriores é que à medida que envelhecemos a metilação no genoma inteiro muda — diz Trey Ideker. — Algumas pessoas chamam isso de entropia ou de deriva genética. Apesar de não temos certeza do exato mecanismo pelo qual essas mudanças epigenéticas levam a sintomas de envelhecimento, esta é uma tendência que podemos medir no interior das células das pessoas.

12 ANTIRRETROVIRAIS E A NEUROAIDS

Brasileiros estudam danos do HIV ao sistema nervoso

Sistema nervoso central e periférico, afetados pelo vírus da Aids, geram problemas de memória, raciocínio e vagarosidade motora. Estudos são relativamente recentes, mas despertam interesse de cientistas

Os avanços no tratamento da infecção causada pelo vírus da imunodeficiência humana (HIV) ocorridos na ultima década melhoraram de forma marcante a sobrevida dos pacientes. A introdução da terapia antirretroviral combinada levou à diminuição da carga do vírus e o aumento da imunidade das pessoas portadoras da Aids, reduzindo a probabilidade de infecções oportunistas. No entanto, ao longo desses anos, alterações cognitivas e neuropatias periféricas começaram a se manifestar no sistema nervoso central (SNC), as chamadas neuroaids, que agora são foco de muitas pesquisas em todo o mundo.

"Pessoas infectadas com o HIV e tratadas com antirretrovirais estão vivendo mais, devido à melhor resposta ao tratamento com longos períodos de controle da quantidade de vírus no corpo. No entanto, mais de 30% de todos os pacientes infectados pela doença têm formas leves de comprometimento cognitivo, incluindo tanto os indivíduos que não estão imunossuprimidos (quando o sistema imunológico está muito fragilizado) como aqueles nos estágios finais da Aids", explica o neurologista do Hospital das Clínicas da Universidade Federal de Minas Gerais Paulo Christo, que é também professor de pós-graduação da Santa Casa de Belo Horizonte. Especialista dedicado aos estudos sobre neuroaids no Brasil, Christo lidera um grupo de pesquisa que investiga as características clínicas das alterações cognitivas e neuropatias periféricas em portadores do HIV.

"Quando o vírus da Aids surgiu, as manifestações neurológicas que ocorriam no organismo do paciente eram de natureza oportunista e apareciam devido à baixa imunidade do organismo do doente. Com a melhora do tratamento, a imunidade aumentou juntamente com a expectativa de vida. Com os pacientes vivendo mais, a incidência de problemas neurológicos decorrentes da ação direta do vírus ficou mais evidente", pontua.

Entre as mudanças mais significativas que ocorrem no

paciente portador do vírus HIV estão as alterações de memória recente, lentidão de raciocínio, vagarosidade motora, dificuldade de atenção e concentração e dificuldade de tomar decisões. Alterações de neuropatia periférica podem causar sintomas como dor e queimação nos pés ou falta de sensibilidade e fraqueza nos pés. A forma mais grave de transtorno cognitivo no HIV é a demência, que leva a uma marcante alteração das funções básicas da vida diária do paciente.

Conforme o neurologista Sérgio Monteiro de Almeida, professor adjunto do Departamento de Patologia Médica da Universidade Federal do Paraná (UFPR) e pesquisador do Instituto de Pesquisa Pelé Pequeno Príncipe de Curitiba (PR), o sistema nervoso central e o sistema imunológico são considerados os principais órgãos-alvo na infecção pelo HIV. "As manifestações neurológicas diretamente relacionadas ao HIV são meningites viral aguda e crônica, alteração de memória associada ao HIV e envolvimento do sistema nervoso periférico (neuropatias).

Avanços no diagnóstico e aumento da sobrevida alteraram o aspecto da infecção pelo vírus, não mais considerada uma doença fatal e sim uma doença crônica. Depois da instituição da terapia antirretroviral altamente efetiva, a incidência da maioria das doenças oportunistas, incluindo aquelas que afetam o SNC, se reduziu significativamente."

Um estudo pioneiro realizado em Curitiba em parceria da UFPR com a Universidade da Califórnia/San Diego, cujo investigador principal no Brasil foi o próprio Sérgio Almeida, avaliou as alterações de memória em pacientes HIV positivos. "Este foi o primeiro estudo a avaliar o impacto dos subtipos de HIV na alteração de memória em uma mesma população no mundo. Essa investigação em uma mesma população afasta vários fatores de erro que poderiam comprometer a correta interpretação dos resultados."

Este trabalho foi apresentado na Conferência de Retrovírus e Infecções Oportunistas de 2012, em Seattle, nos EUA, com grande repercussão na comunidade científica internacional. A frequência de alteração cognitiva encontrada no estudo foi de 52%; 40% de depressão; e 24% de suicídio. Os níveis, segundo o professor da UFPR, são bastante elevados quando comparados com a população geral no Brasil.

Menos de uma década de investigação

A comunidade médica e científica começou a falar em neuroaids há menos de uma década. "Como o foco inicial era nas doenças oportunistas do sistema nervoso, os problemas neurológicos causados primariamente pelo HIV acabavam passando despercebidos pelos neurologistas e infectologistas", lembra o neurologista Paulo Christo, ressaltando que em 2011, em Frankfurt, na Alemanha, 66 especialistas de 30 países abordaram questões sobre o manejo dos transtornos cognitivos. "O encontro gerou uma publicação na revista Clinical Infection Disease. Fui um dos dois brasileiros que participaram.

A reunião Mind Exchange Program acabou gerando um guia prático para o diagnóstico, monitoramento e tratamento dos transtornos cognitivos do HIV. Este ano, iniciamos uma pesquisa no HC/UFMG para avaliação e acompanhamento de pacientes portadores do HIV, com o objetivo de avaliar a frequência, o grau de acometimento e a evolução deles no decorrer de um ano."

Em um estudo com 97 pacientes, no Hospital

Eduardo de Menezes, em Belo Horizonte, referência no estado em doenças infectocontagiosas, foi observado que 10% dos pacientes podiam ter uma carga viral no liquor – líquido que circula no cérebro – maior que no sangue periférico. "Em última análise, verificamos que no sistema nervoso central a quantidade de vírus foi maior que a detectada no sangue periférico. Ou seja, o vírus não estava controlado e podia agir mais no cérebro."

Segundo Christo, os cientistas sabiam que o sistema nervoso era afetado de alguma forma, ocorrendo diferentes graus de transtorno da função cognitiva, neuropatia periférica e, mais recentemente, sendo atingido por complicações atribuídas aos efeitos adversos dos antirretrovirais. "Mas, com a diminuição da morbidade e mortalidade com os antirretrovirais, consequentemente tem-se um cenário em que há aumento do número de pessoas vivendo com Aids. No entanto, o que temos observado é que esses pacientes podem representar um grupo 'neurologicamente vulnerável' para doenças dessa natureza, com o sistema nervoso servindo como santuário para replicação do HIV parcialmente suprimido", acrescenta.

VACINA

Embora pesquisadores de vários países se debrucem sobre experimentos e se dizem mais próximos de uma vacina para o HIV, o vírus contamina pessoas e causa mortes em todo o mundo. Calcula-se que existam mais de 600 mil pessoas no Brasil infectadas pelo vírus, que é a causa mais comum de disfunções cognitivas em jovens.

Segundo Sérgio Almeida, observa-se um envelhecimento da população infectada pelo HIV por três motivos: aumento da sobrevida dos pacientes pela melhora dos métodos de diagnóstico e condutas terapêuticas; frequência maior de infecção em pacientes acima de 60 anos por mudanças de hábitos de vida; e portadores de HIV/Aids envelhecendo mais precocemente, acarretando o aparecimento de doenças próprias de pessoas mais idosas em populações mais jovens.

13 APOSENTADORIA DO SORO POSITIVO

A aposentadoria do HIV Soro Postivo

Aposentadoria do possuidor da AIDS.
Publicado por Ricardo Fatore de Arruda

A ANOS EXISTE UMA VERDADEIRA GUERRA DE BRAÇOS ENTRE AQUELES QUE DEFENDEM O DIREITO A APOSENTADORIA PRECOCE DAQUELAS QUE POSSUEM O VÍRUS HIV ATIVO. APÓS PERDER DIVERSAS BATALHAS JUDICIAIS, O INSS TEVE QUE ALTERAR OS CRITÉRIOS PARA CONCESSÃO DE BENEFÍCIOS PREVIDENCIÁRIOS A PORTADORES DO VÍRUS HIV. O OBJETIVO É GARANTIR UMA AVALIAÇÃO MAIS GLOBAL DAS CONDIÇÕES DOS SOROPOSITIVOS E UMA VIDA MAIS DIGNA A QUEM, POR CAUSA DA DOENÇA, MUITAS VEZES, DEPENDE EXCLUSIVAMENTE DO AUXÍLIO PAGO PELA PREVIDÊNCIA SOCIAL.

Depois de milhares de decisões reformadas pelo Judiciário o Instituto Nacional do Seguro Social (INSS) foi obrigado a mudar as regras para concessão de benefícios previdenciários aos portadores do HIV. Assim, da\ necessário que os peritos da autarquia passem a seguir critérios mais próximos do que defendem pacientes e especialistas.

Essas orientações foram editadas em 2014, porém somente recentemente eo manual de procedimentos passou a realmente fazer efeito, permitindo uma avaliação mais global dos soropositivos.

A mudança veio após um debate de cinco anos com os envolvidos no tema. Por mais de uma década, no entanto, o principal critério utilizado pelo INSS era uma análise das condições físicas dos soropositivos era a medição do grau de deficiência da imunidade por meio da contagem do linfócito CD4, espécie de célula de defesa do organismo. Contudo, foi possível perceber que nem sempre uma pessoa com um grande número de linfócitos CD4 no corpo está necessariamente saudável. Por outro lado, pacientes com altos índices do CD4, ainda assim, podem desenvolver doenças oportunistas.

Como o INSS só podia autorizar os benefícios para portadores do vírus com baixa quantidade do linfócito, muitos pacientes precisaram recorrer à Justiça para comprovar que estavam aptos ou não para retornar às suas atividades laborais.

A maioria dos portadores de HIV chama essa situação de "limbo", por causa do desamparo causado pela divergência nas avaliações entre médicos do trabalho e peritos da Previdência.

"A Previdência Social tinha uma visão da AIDS como uma doença crônica controlada, em que os pacientes tomavam a medicação e ficava tudo tranquilo", comenta Renato. Foram situações assim que motivaram a Previdência Social a reconhecer que o método de avaliação das condições dos portadores do vírus HIV pode induzir ao erro e provocar distorções.

"É difícil um protocolo atender a todos, por isso, deve haver falhas. Mas se havia um "limbo", ele era muito grande e hoje ele é menor. E o INSS está atento para que essa "falha" seja cada vez mais mitigada para que possamos realmente cobrir todos", afirma o procurador-chefe do INSS, Alessandro Stefanutto. Segundo ele, a autarquia realiza todos os meses, em média, 700 mil

perícias. E o novo critério veio dar balizas para o perito poder avaliar o histórico todo e verificar não só o nível de CD4. "Isso é uma evolução, acho que é um sucesso", avalia.

Doença crônica

O INSS explica ainda que um dos principais aspectos levados em conta nesse processo de redefinição de critérios foi o novo status da AIDS, que hoje é encarada como doença crônica degenerativa. A mortalidade caiu muito, mesmo que ainda haja uma série de sequelas por conta do uso prolongado dos medicamentos. Os estudos mostram, por exemplo, um avanço de 15 anos no processo de envelhecimento dos soropositivos. Uma pessoa com idade cronológica de 45 anos, mesmo fazendo o tratamento de forma correta, biologicamente tem 60 anos.

A médica infectologista e pesquisadora do Laboratório de Pesquisa Clínica em AIDS da Fundação Oswaldo Cruz, Sandra Wagner Cardoso, explica que, como a AIDS é uma doença crônica e viral, mesmo com controle e tratamento, ela gera um estado "inflamado" no doente. "Isso aparentemente tá associado ao envelhecimento precoce em comparação com a população em geral que não tem o HIV. Também é aspecto semelhante ao que acontece com algumas doenças de caráter crônico, como diabetes e hipertensão", explica.

Esse tipo de complicação é que ainda resiste ao avanço no tratamento da doença e que justifica a criação de regras específicas. Entre os peritos do INSS, a sensação é a de que o novo posicionamento do Instituto deve garantir um melhor atendimento aos portadores do HIV. De acordo com a médica e perita do INSS, Vera Autoun, apesar da qualidade dos métodos de tratamento, a AIDS continua sendo uma doença grave.

"Os critérios podem ser discutidos e até podem não ser os ideais, mas é preciso ter critérios. A instituição tem que arcar com

essa função de ter critérios, porque a gente vive num país com uma desigualdade muito grande, que a maioria dos doentes pode ser de pessoas socialmente prejudicadas, com escolaridade baixa, sem profissão definida, sem capacidade de mudar de profissão ou de conseguir se manter no emprego. É uma situação muito delicada", pondera.

Estigmatização da doença é alvo de súmula da TNU

Em setembro do ano passado, a Turma Nacional de Uniformização de Jurisprudência dos Juizados Especiais Federais (TNU) aprovou a redação da Súmula 78, que uniformiza o tratamento judicial de demandas que questionam a concessão de benefícios por incapacidade. O texto avança sobre a questão da perícia ao determinar que sejam examinadas não apenas as condições físicas do segurado com AIDS.

"Comprovado que o requerente de benefício é portador do vírus HIV, cabe ao julgador verificar as condições pessoais, sociais, econômicas e culturais, de forma a analisar a incapacidade em sentido amplo, em face da elevada estigmatização social da doença", diz a súmula proposta pela juíza federal Kyu Soon Lee.

Segundo a magistrada, o assunto vem sendo reiteradamente enfrentado. No entendimento já pacificado na Turma Nacional, no caso dos portadores do HIV, mesmo os assintomáticos, a incapacidade transcende a mera limitação física, e repercute na esfera social do requerente segregando-o do mercado de trabalho.

"Nessas situações – em que a doença por si só gera um estigma social –, para a caracterização da incapacidade/deficiência, faz-se necessária a avaliação dos aspectos pessoais, econômicos, sociais e culturais. Por outro lado, é importante deixar claro que a doença por si só não acarreta a incapacidade ou deficiência que a Legislação exige para o gozo do benefício", pontuou Kyu Soon Lee.

Outro ponto destacado pela juíza é o caráter de complementaridade dessa súmula com relação a de nº 77, a qual afirma que *"o julgador não é obrigado a analisar as condições pessoais e sociais quando não reconhecer a incapacidade do requerente para a sua atividade habitual".* "*Pode parecer uma contradição, mas, na verdade, a Súmula 78 vem complementar a anterior, posto que, na praxe, a jurisprudência já considerava que a ausência de incapacidade clínica ou física nos casos de doenças de elevada estigma social não era suficiente para a negativa do benefício previdenciário ou assisten-cial",* explicou a magistrada.

Tipos de benefícios previdenciários concedidos a portadores do HIV

Auxílio-doença: Qualquer cidadão brasileiro tem direito, desde que seja segurado e que não possa trabalhar por conta de doença ou acidente por mais de 15 dias consecutivos. A pessoa que vive com HIV/AIDS terá direito ao benefício sem a necessidade de cumprir o prazo mínimo de contribuição. O auxílio-doença deixa de ser pago quando o segurado recupera a capacidade e retorna ao trabalho ou quando o benefício se transforma em aposentadoria por invalidez. Nesses casos, a concessão de auxílio-doença ocorrerá após comprovação da incapacidade em exame médico pericial da Previdência Social.

Aposentadoria por invalidez: As pessoas que vivem com HIV/AIDS têm direito a esse benefício, mas precisam passar por perícia médica de dois em dois anos, se não, o benefício é suspenso. A aposentadoria deixa de ser paga quando o segurado recupera a capacidade e volta ao trabalho. Para ter direito ao benefício, o trabalhador tem que contribuir para a Previdência Social por no mínimo 12 meses, no caso de doença. Se for acidente, esse prazo de carência não é exigido, mas é preciso estar inscrito na Previdência Social. Não tem direito à aposentadoria por invalidez quem, ao se filiar à Previdência Social, já tiver doença ou lesão que geraria o benefício, a não ser quando a incapacidade resultar no agravamento da enfermidade.

Benefício de Prestação Continuada: É a garantia de um salário mínimo de benefício mensal à pessoa incapacitada para a vida independente e para o trabalho, que comprove não possuir meios de prover a própria manutenção e nem tê-la provida por sua família. Esse benefício independe de contribuições para a Previdência Social. A pessoa para recebê-lo deve dirigir-se ao posto do INSS mais próximo e comprovar sua situação. Essa comprovação pode ser feita com apresentação de Laudo de Avaliação (perícia médica do INSS ou equipe multiprofissional do Sistema Único de Saúde). A renda familiar e o não exercício de atividade remunerada deverão ser declarados pela pessoa que requer o benefício.

Na opinião do diretor do Departamento de DST, Aids e Hepatites Virais do Ministério da Saúde, Fábio Mesquita, o novo manual de procedimentos do INSS traz um avanço significativo condizente com a mudança do perfil epidemiológico da doença. *"Atualmente, permite-se o resgate da capacidade laborativa dos indivíduos, propiciando-os o retorno ao mercado de trabalho, na maioria das vezes, dificultado pelo processo de estigma e discriminação ainda presentes em parte da sociedade"*, observa.

Fábio Mesquita acredita que essa mudança de critérios é fundamental, pois considera outros aspectos relevantes para a análise médico-pericial, não se limitando apenas ao bem estar físico, mas principalmente ao estado psíquico e social dos soropositivos. *"Essa iniciativa, em plena interação entre a equipe técnica do INSS (peritos médicos, assistentes sociais e orientadores profissionais) com ONGs – como a Pela Vida/Niterói – e com o Ministério da Saúde, foi fundamental para a busca de soluções mais justas frente a cada caso"*, pontua o diretor.

Batalha diária

Até que o INSS chegasse à conclusão de que era necessário mudar os critérios para concessão de benefícios, uma longa batalha de ideias foi travada. O gerente de Tecnologia da Informação, Renato da Matta, participou das discussões promovidas pela Previdência Social. A intenção dele era evitar que histórias como a dele se repetissem.

Ele chegou a tentar suicídio quando se viu sem dinheiro para pagar as contas e sem ajuda. Passou 15 dias em coma. Nesse período, percebeu que não poderia desistir de lutar.

"A criação de novas diretrizes é só o começo. Esse reconhecimento do INSS foi só um primeiro passo. O grande e maior passo que queremos dar agora é conscientizar e capacitar os médicos peritos para que eles utilizem os novos critérios e os sigam à risca, para ver se conseguimos diminuir a judicialização dessas demandas", avalia o portador de HIV.

Exército é proibido de exigir teste de HIV

Há pelo menos duas décadas, a legislação brasileira proíbe o empregador de exigir que os candidatos apresentem teste de HIV para provar que não tem o vírus. Apesar do sigilo do diagnóstico estar presente em portaria do Ministério da Saúde e em dispositivos de organizações internacionais, ainda há quem desrespeite a regra. Alguns concursos públicos, principalmente na área de segurança, costumam exigir o exame.

O Exército Brasileiro é uma das instituições que preveem, em seus certames, como obrigatória, a realização do teste de HIV com caráter eliminatório. A polêmica sobre a exigência do exame acabou sendo levada à Justiça Federal. Em Pernambuco, o Ministério Público Federal (MPF) ajuizou, em 2010, uma ação civil pública contra o Ministério da Defesa para solicitar que fosse excluída do edital a exigência de apresentação de teste de HIV.

Em 2011, o Tribunal Regional Federal da 5ª Região (TRF5) decidiu dispensar os candidatos de concursos públicos em andamento e os dos próximos promovidos pelo Exército Brasileiro da apresentação do exame. Inconformada, a União recorreu da decisão aos Tribunais Superiores e a questão ainda está pendente de julgamento.

Para fazer valer a decisão do TRF5, o MPF resolveu, em junho de

2014, mover uma ação de execução provisória de sentença, que foi julgada em julho. Na 12ª Vara Federal de Pernambuco, o juiz responsável pelo processo determinou o cumprimento da decisão do TRF5 no prazo de 30 dias, sob pena de multa diária de R$ 100. A iniciativa foi uma vitória para os portadores do vírus do HIV.

Liane da Silva Oliveira, integrante da Casa de Apoio Sempre Viva, afirma que essa é uma decisão, acima de tudo, contra o preconceito. *"Não é porque a pessoa tem o vírus que ela é incapaz de fazer qualquer função"*, lembra.

Segundo a procuradora da República responsável pela ação de execução, Mona Lisa Ismail, foi uma conquista importante porque tem abrangência sobre todos os concursos realizados pelo Exército no Brasil.

"Só se deve realizar o exame aquele que se sinta à vontade. Por isso, o teste nunca deve ser previsto de forma obrigatória, muito menos com caráter eliminatório. É isto que a gente defende: o direito de acesso aos cargos públicos e o combate a qualquer forma de discriminação", afirma.

14 LEI 13.847/19

Aposentadoria

Lei dispensa aposentado com HIV de passar novamente por perícia

FOI PUBLICADA NO DOU A LEI 13.847/19, QUE DISPENSA PORTADORES DE HIV/AIDS, APOSENTADOS POR INVALIDEZ, DE PASSAREM POR REAVALIAÇÃO PERICIAL.

A norma acrescentou, na lei de benefícios da Previdência Social (8.213/91), parágrafo para determinar que esses aposentados não precisarão ser reavaliados após a concessão da aposentadoria.

A norma havia sido totalmente vetada pelo presidente Jair Bolsonaro, que afirmou que o projeto estabelecia presunção vitalícia de incapacidade e que desconsiderava os avanços da medicina, mas o Congresso rejeitou as razões do veto no último dia 11.

O texto foi proposto pela Articulação Nacional da Saúde e Direitos Humanos e apresentado pelo senador Paulo Paim. Na proposição, ele argumenta que as pessoas aposentadas por invalidez já passaram por diversos períodos de auxílio-doença, atestando a degradação da saúde e irreversibilidade dessa condição.

Em 19.06.2019, foi publicada a **Lei 13.847**, que dispensa de reavaliação pericial a pessoa portadora do vírus HIV que tenha sido aposentada por invalidez. Introduz-se no art. 43 da Lei 8.213/1991 o § 5º:

§ 5º A pessoa com HIV/AIDS é dispensada da avaliação referida no § 4º deste artigo.

A publicação dessa norma é importante, considerando o contexto que vem sendo vivenciado pelos segurados há alguns anos, tendo sido posta em prática a denominada **Operação Pente Fino,** que consiste em um amplo – e polêmico – mutirão de revisão dos benefícios previdenciários por incapacidade, objeto das Medidas Provisórias 739/2016, 767/2017 e 871/2019, esta última convertida na Lei 13.846/2019, tornado definitivo o modelo.

Há muito tempo, encontra-se tacitamente revogada a Súmula 217 do STF, que previa que a aposentadoria por invalidez se tornava definitiva após cinco anos de sua concessão. Outros tempos, em que a legislação previdenciária se vinculava principalmente aos trabalhos de perfil industrial em um modelo econômico fordista.

Atualmente, especialmente diante da redação do art. 70 da Lei 8.212/1991, a **aposentadoria por invalidez deve ser revista de tempos em tempos**, sobretudo no aspecto da permanência da incapacidade laborativa:

Art. 70. Os beneficiários da Previdência Social, aposentados por invalidez, ficam obrigados, sob pena de sustação do pagamento do benefício, a submeterem-se a exames médico-periciais, estabelecidos na forma do regulamento, que definirá sua periodicidade e os mecanismos de fiscalização e auditoria.

Essa necessidade de revisão periódica da incapacidade laboral é acentuada pelo sistema do Pente Fino, consagrado no art. 43, § 4º, da Lei 8.213/1991:

§ 4º O segurado aposentado por invalidez poderá ser convocado a qualquer momento para avaliação das condições que ensejaram o afastamento ou a aposentadoria, concedida judicial ou administrativamente, observado o disposto no art. 101 desta Lei. Entretanto, a própria legislação previdenciária excetua essa exigência, por exemplo, quando deixa de exigir a reavaliação pericial para as **pessoas com mais de 60 anos de idade.**
A Lei 13.847/2019 introduz outra exceção à necessidade de reavaliação pericial, dispensando-a às pessoas com HIV que tenham sido aposentadas por invalidez, como se viu anteriormente.

Embora a redação da nova lei seja bastante breve e de fácil hermenêutica, algumas ponderações fazem-se pertinentes. Inicialmente, verifica-se que a vigência da Lei 13.847/2019, conforme seu art. 2º, é imediata. Questiona-se, nos termos do art. 493 do CPC, se essa norma superveniente poderia abranger processos em curso:

Art. 493. Se, depois da propositura da ação, algum fato constitutivo, modificativo ou extintivo do direito influir no julgamento do mérito, caberá ao juiz tomá-lo em consideração, de ofício ou a requerimento da parte, no momento de proferir a decisão.
Outro ponto a ser sublinhado: a dispensa da reavaliação

pericial para as pessoas portadoras do vírus HIV que tenham sido aposentadas por invalidez consubstancia-se em um direito líquido e certo dos segurados. Caso desrespeitado, isto é, se porventura algum aposentado, nessas condições, venha a ser convocado para perícia pelo INSS, caberá a impetração de mandado de segurança em face desse ato administrativo abusivo.

Outro aspecto que deve ser esclarecido: a dispensa da reavaliação pericial deve valer apenas para as hipóteses de aposentadoria por invalidez, não abrangendo o benefício de auxílio-doença: embora também se trate de benefício por incapacidade, este se relaciona apenas à incapacidade temporária, requisito diferente da incapacidade total e permanente, exigido à aposentadoria por invalidez e que impõe a realização da reavaliação pericial periódica.

Por fim, questiona-se se a dispensa da reavaliação pericial tratada na Lei 13.847/2019 é uma hipótese taxativa ou se pode ser ampliada a outras doenças graves, a exemplo daquelas elencadas no art. 151 da Lei 8.213/1991:

Art. 151. Até que seja elaborada a lista de doenças mencionada no inciso II do art. 26, independe de carência a concessão de auxílio-doença e de aposentadoria por invalidez ao segurado que, após filiar-se ao RGPS, for acometido das seguintes doenças: tuberculose ativa, hanseníase, alienação mental, esclerose múltipla, hepatopatia grave, neoplasia maligna, cegueira, paralisia irreversível e incapacitante, cardiopatia grave, doença de Parkinson, espondiloartrose anquilosante, nefropatia grave, estado avançado da doença de Paget (osteíte deformante), síndrome da deficiência imunológica adquirida (aids) ou contaminação por radiação, com base em conclusão da medicina especializada.

Tratando-se de exceção à regra geral, a hermenêutica indica que deve ser **interpretada restritivamente.** No entanto, em matéria previdenciária, não são raros os casos de interpretação ampliativa, sobretudo a partir de princípios constitucionais pertinentes à dignidade da pessoa humana.

Tal interpretação seria viável inclusive pelo viés da coerência do sistema e uma interpretação sistemática, pois todo esse rol de doenças – que a jurisprudência compreende como não taxativo – enseja a dispensa de carência em algumas hipóteses previdenciárias.

15 O PRECONCEITO

Além dos efeitos da doença e dos medicamentos sobre o corpo, os pacientes de HIV tem que lidar com um binômio de reações que os preocupa: o preconceito em relação à sua condição e a banalização do vírus. "Os próprios médicos diziam que era melhor não contar pra ninguém, senão nossa vida acabava", conta Valéria Polizzi.

Com Volpe, o preconceito se manifestou até mesmo no consultório médico, nos anos 90. "Quando cheguei, o médico não deixou que eu o cumprimentasse e me disse para ficar atrás de uma linha amarela. Ele havia feito uma faixa, a dois metros, para as pessoas com HIV que iam lá."

Desde 2014, o Brasil possui Lei Antidiscriminação, em 2014, que tornou crime qualquer tipo de discriminação aos portadores do vírus da imunodeficiência e a doentes de Aids.

Se os 30 anos na companhia da doença não reduziram o preconceito para quem vive com HIV, o avanço no tratamento e a diminuição do tamanho do tabu tem causado uma certa banalização da questão. A primeira geração de infectados assiste com preocupação ao descaso de alguns jovens em relação à prevenção: 52,5% dos casos atuais de HIV são diagnosticados na faixa etária entre 20 e 34 anos de idade.

De acordo com o Ministério da Saúde, os jovens homossexuais figuram entre a parcela de pessoas em que houve os maiores aumentos de registros de Aids no Brasil.

"Do ano de 2006 para o de 2016, a taxa de detecção de casos de AIDS por 100 mil habitantes quase triplicou entre os homens de 15 a 19 anos. Entre os de 20 a 24 anos, a taxa mais que duplicou", diz o órgão.

"Hoje, o descaso é muito grande, por conta dessa banalização. Muita gente pensa 'tem terapia, então é só tomar que está tudo bem'. Mas as coisas não são assim tão simples", declara Rodrigues.

SOBRE O AUTOR

Carlos Neher é músico profissional, Pedagogo, autor de várias obras literárias, sendo este livro o de número 26. Atualmente apesar de aposentado faz shows palestras em escolas públicas e particulares bem como em empresas e ajuda seu pai a administrar o conjunto Os 3 Xirus.

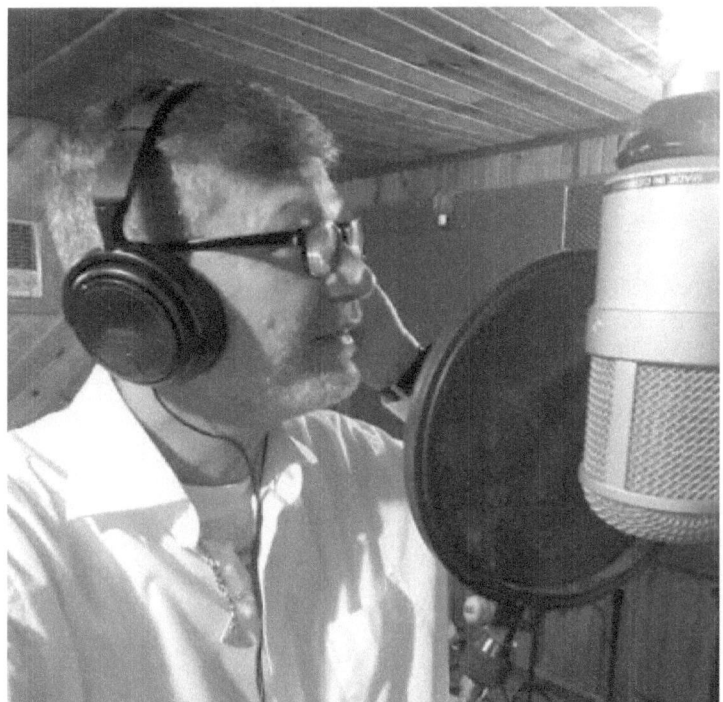

Carlos Neher
Whatsapp: (51) 98232-2534
nehertecnico@gmail.com

www.ingramcontent.com/pod-product-compliance
Lightning Source LLC
Chambersburg PA
CBHW030527220526
45463CB00007B/2748